CONTRIBUTION PERSONNELLE

AU

TRAITEMENT DE LA GRIPPE

CONFÉRENCE FAITE DANS LE GRAND AMPHITHÉATRE
DE LA FACULTÉ DE MÉDECINE DE PARIS
LE 4 DÉCEMBRE 1918

PAR LE

Dr JOAN FREIXAS

Professeur de Clinique Médicale à l'Hôpital de la Santa-Creu
de Barcelone
Membre honoraire de la Société de Thérapeutique
de Paris

PARIS
J.-B. BAILLIÈRE ET FILS
19, RUE DE HAUTEFEUILLE

1919

ÉDITION PARIS MÉDICAL

CONTRIBUTION PERSONNELLE

AU

TRAITEMENT DE LA GRIPPE

CONFÉRENCE FAITE DANS LE GRAND AMPHITHÉATRE
DE LA FACULTÉ DE MÉDECINE DE PARIS
LE 4 DÉCEMBRE 1918

PAR LE

Dr JOAN FREIXAS

Professeur de Clinique Médicale à l'Hôpital de la Santa-Creu
de Barcelone
Membre honoraire de la Société de Thérapeutique
de Paris

PARIS
J.-B. BAILLIÈRE ET FILS
19, RUE DE HAUTEFEUILLE

1919

A MM. LES PROFESSEURS :

G.-H. ROGER, Doyen de la Faculté de Médecine ;

CH. ACHARD, R. BLANCHARD, A. GILBERT, E. GLEY, M. LETULLE,
A. ROBIN, ROUX, H. VINCENT, F. WIDAL.

CONTRIBUTION PERSONNELLE
AU
TRAITEMENT DE LA GRIPPE

Monsieur le Doyen de la Faculté de Médecine,
Messieurs les Professeurs,
Messieurs et Mesdames,
Chers Confrères,

Chemin faisant sur la route de la vie et pour assurer mes pas en avant, de temps en temps, je jette un regard en arrière.

Dans un de ces fréquents regards, j'ai le plaisir de me rappeler l'intense émotion que je ressentis peu de temps après avoir pris mon doctorat, l'an 1883, quand la reconnaissance d'un client me mit dans la situation, très difficile pour moi, d'être appelé comme médecin consultant de mon adoré professeur de clinique médicale, le docteur Bartomeu Robert, l'une des éminences des plus indiscutables qui aient figuré parmi les professeurs de la Faculté de Médecine de Barcelone, plus tard devenu mon ami fraternel, au service duquel j'ai exercé mon internat et de qui j'ai appris tout ce qui se rattache à l'étude du malade. Le docteur Robert, qui était un excellent clinicien, comprenant immédiatement mon intense émotion, m'adressa des phrases encourageantes qui rendirent à mon âme bouleversée le calme nécessaire, grâce auquel, ému, mais résolu, je pus accomplir le difficile devoir d'expliquer, objet de ma consultation, tout ce que m'avait enseigné le savant professeur.

Eh bien ! aujourd'hui, après tant d'années d'études et de travaux, malgré les leçons que j'ai données depuis l'année 1886 dans ma visite à l'hôpital Santa Creu, que j'ai l'honneur de représenter ici, où je me rappelle et mets en pratique les leçons du glorieux professeur, après avoir eu dans mon service des générations de médecins qui m'honorent avec le titre incomparable de maître, je viens aujourd'hui dans cette maison qui est à mon avis le symbole de la vraie médecine : de tous temps elle a semé dans le monde entier les principes fondamentaux de la médecine classique, qui a su considérer le malade, en toute occasion, comme un frère aîné de la grande famille humaine : de cette maison où sont sortis les livres dans lesquels j'ai appris ce qu'il y a de plus grand et de plus solide dans notre science médicale ; en me trouvant et en me voyant devant vous, je ressens une émotion plus forte encore que celle dont je vous parlais tout à l'heure. Pour l'adoucir, il me manque l'intimité que j'eus l'honneur d'avoir avec cet illustre professeur. Cependant je sais que, grâce à votre savoir, il ne me manquera pas de votre part l'encouragement que s'empressa de me donner le savant et, étant sûr de l'obtenir, j'ose développer en toute tranquillité la conférence annoncée, tout en vous remerciant d'avance, de votre bienveillance.

Permettez-moi, avant d'entrer en matière, de traiter deux questions qui sont l'expression d'un devoir sacré.

La première est de consacrer un souvenir ému, sorti du fond de mon âme à l'excellent professeur, qui fut jusqu'à il y a peu de temps le Doyen de cette exemplaire Faculté de médecine et de qui nous garderons tous un enthousiaste souvenir pendant toute notre vie, le docteur Landouzy, avec qui j'ai eu l'honneur de faire connaissance l'an 1912 à Vernet-les-Bains, où j'allais la plupart des étés pour me reposer des fatigues et où il vint présider une mission très distinguée de personnalités médicales, qui étudiaient sous la direction compétente de ce grand homme de science et semaient par tout le monde les difficiles et complexes connaissances de l'Hydrologie médicale de cette nation immortelle. De cet infatigable Doyen de cette Faculté de qui je dis dans mon discours d'inauguration du « *Segon Congres de Metges de Llengua Catalana* » qui eut lieu au mois de juin 1917 :

Le Professeur Landouzy, l'illustre Doyen de la Faculté de Médecine de Paris, l'organisateur décidé des salutaires associations médico-sociales, le champion conscient et résolu de la lutte héroïque contre la tuberculose ; le maître éminent qui sut évoluer toujours en avant avec le beau bagage scientifique qu'il possédait, l'adaptant dans tous les temps, à l'actualité la plus indiscutable.

Le second devoir est l'enthousiaste salutation que j'adresse au Doyen actuel de cette faculté de Médecine, qui symbolise tous les éléments riches et choisis qui composent le Professorat, à l'érudit Professeur Roger, homme d'une valeur exceptionnelle, de qui j'ai appris dans les leçons des cours de « *Pathologie expérimentale et comparée* » et qui est l'auteur des ouvrages remarquables « *Alimentation et Digestion* » et « *Digestion et Nutrition* » où je trouvais les éléments fondamentaux qui me guidèrent dans la confection du rapport présenté au « *Segon Congres de Metges de Llengua Catalana* » sur « *Régimes alimentaires dans les maladies du système circulatoire et du sang.* »

Maintenant pour en finir avec cette présentation nécessaire, deux mots sur le choix du thème.

L'idée de vous faire une conférence était bien éloignée de moi. Désigné par l'Ambassade Française auprès de l'État Espagnol pour faire une visite au front français, je la remerciais de son choix et j'avais décidé de profiter de ce voyage pour vous manifester personnellement mon admiration pour ce peuple exemplaire, cent fois immortel, emblème de la raison et de la justice, avec le caractère, qui me distinguait assez, d'adorateur anonyme, pour vous dire ce qui a toujours été substantif prédilecte de mon âme. Mais dans la réunion que nous eûmes au mois d'octobre écoulé pour accorder, avec peine, le deuxième l'ajournement de notre voyage, qui aurait semblé un abandon de nos devoirs les plus chers, on m'honora en me confiant la mission de cette conférence. Me trouvant comme tous mes chers collègues dans l'immense et régulier devoir qui pèse sur le médecin qui se voit dans l'obligation de secourir une épidémie de grippe épouvantable, comme celle qui se rendit maître de notre ville, à ce moment

2

là, et qui se voit obligé d'effectuer le service d'hôpital et de répondre des collègues de la ville et du dehors qui l'honorent de leur confiance ; la volonté d'accomplir l'importante mission et l'honneur qui pour moi signifiait la désignation, me firent répondre affirmativement. Cédant à la nécessité d'indiquer un thème, tous me semblaient peu de chose pour développer devant vous ; le temps court que je pouvais prendre au nécessaire repos et l'état moral très naturel, dans lequel je me trouvais, m'obligèrent à choisir l'énoncé, et j'essaierai de faire l'exposé de ce que je pense, un peu de ce que je connais et, surtout, l'explication d'une toxi-infection qui malheureusement devient d'une trop grande et constante actualité et que je soumets à votre indiscutable compétence ; le tout a été fait en des moments de fièvre de travail, de grande angoisse et de fatigue sans bornes, difficilement réparable.

Saisir les notes prises dans les moments mentionnés, les mettre en ordre, leur donner un peu de forme et les soumettre à votre bienveillance. Voilà l'âme et le pourquoi de mon travail.

Messieurs,

L'épidémie qui a dominé épouvantablement dans notre ville, et qui existe encore, est une épidémie grippale ; il n'y a pas de doute. Son extension dans les cinq parties du monde, les chemins qu'elle a suivis, la façon de se présenter, l'étude de chaque cas, avec la période d'invasion rapide, le caractère toxi-infectieux, les déterminismes d'origine, les complications auxquelles elle a donné lieu, la façon dont elle a mis en évidence les tares organiques chez ceux qui en souffraient, le cours suivi, les accidents qui se sont présentés, les terminaisons et les faits qui ont caractérisé les convalescences, tout forme un ensemble qui le met hors de doute.

Il est vrai qu'au printemps dernier nous souffrîmes dans notre ville d'une épidémie que nous tous, cliniciens et bactériologues, acceptâmes comme indiscutablement grippale ; épidémie relativement bénigne de petite diffusion, qui, malgré cela, a constitué des racines profondes dans des villes plus ou moins distantes de la nôtre, et peu de temps s'est écoulé entre les dernières invasions de l'épidémie passée et les premières invasions de l'actuelle. Mais ce qu'il y a de certain, c'est que la présente, malheureusement, s'est différenciée de la précédente, par une intensité au plus haut degré, par un nombre très important de cas, et par une diffusion vraiment épouvantable. De ces trois caractères on a tenté d'en déduire qu'il s'agissait de deux épidémies différentes ; cependant une étude, seulement superficielle, a suffi pour en proclamer l'identité. Commençons par analyser l'intensité extrême, et nous savons tous que dans le champ de la microbiologie il est un fait indiscutable l'exaltation de la virulence d'un microbe par son passage à travers des moyens appropriés et nous connaissons tous un grand nombre de faits qui le mettent hors de doute. Quant à ce qui se rapporte à l'objet que nous poursuivons, je dois consigner les suivants : le fait démontré par Wassermann, de l'exaltation du bacille d'Eberth-Gaffki en le faisant passer par l'organisme des cobayes, dont la vitalité a été physiologiquement déprimée ; l'expérience déjà classique de Marchoux, lequel, semant des pneumocoques sur un bouillon de sérum sanguin humain, d'européen dans quelques cas et de nègre dans d'autres, obtint des germes beaucoup plus virulents pour la souris dans le deuxième cas, et pour ne pas allonger, l'expérimentation des Docteurs Pesel et Arellano de Valencia, par laquelle ils ont vérifié le développement facile du pneumocoque dans le bouillon de sérum de malade, plus grand que dans celui du sérum humain normal et celui-ci beaucoup plus grand quand le bouillon est mélangé avec du sérum de cobayes.

Maintenant, appliquant ce qui vient d'être expliqué et souhaitant y trouver une déduction logique, il faut nous rappeler que la première épidémie, celle du printemps dernier, fut importée en Espagne sûrement des États-Unis d'Amérique, comme aussi l'épidémie actuelle, après avoir passé par une série d'influences capables sans doute de lui procurer l'exaltation avec laquelle elle s'est présentée. Il faut admettre, en outre, que l'état de réceptivité organique de notre peuple a été plus important si l'on tient compte de la température dominante, et le plus bas degré des résistances de tout le monde par l'état physique et moral, qui domine partout.

Il y a encore un autre argument, très important, à l'appui de l'identité des deux épidémies. Dans tous les cas de grippe auxquels j'ai assisté, j'ai eu un intérêt tout spécial de savoir si le malade de l'épidémie actuelle avait été malade de grippe au printemps dernier et, dans tous les cas, j'ai dû arriver à une réponse négative. Aucun des malades qui la subirent alors, ne l'ont eue maintenant. J'ai poursuivi mes recherches dans un grand nombre de bureaux, commerces et institutions et partout je suis arrivé à la même conclusion. Je connais un fait que je ne peux pas passer sous silence. Il y a à Barcelona une institution philanthropique nommée « Asilo Naval Español ». Tous les asilés souffrirent de l'épidémie au printemps dernier, il faut faire constater qu'un seul des asilés eut des températures élevées et de sérieuses complications. Eh bien ! le jour où j'écris la présente note, 16 novembre, il ne s'était présenté parmi les asilés, aucun cas de grippe.

La preuve concluante, celle qui se déduit de l'existence d'un microbe pathogène qui rend l'affirmation indiscutable, malheureusement, ne peut se donner encore, parce que, jusqu'à l'heure présente, l'agent qui produit la toxi-infection dont je parle, n'est pas à ce que je sache encore trouvé. J'ai suivi tout ce qui a été publié sur cette question tellement essentielle, et le doute règne toujours, malgré le grand nombre des travaux dont quelques-uns très importants. Je connais surtout, et de très près, les travaux remarquables qu'a faits le Docteur Ricard Moragas dans le Laboratoire Microbiologique de l'Hôpital de la « Santa Creu » avec des produits provenant des malades se trouvant dans cet Hôpital et dans les Laboratoires de microbiologie de l' « Academia de Ciencies Mediques de Catalunya », celle qui est à la tête du mouvement médical de notre pays et que j'ai l'honneur de représenter, et malgré la science et la compétence avec lesquelles ils ont été menés par le dit Docteur Moragas, il n'a pas eu plus de succès. Le travail, très notable, publié par les Docteurs Peset et Arellano de Valencia, dans le numéro du mois d'octobre de la « Revista Española de Medicina y Cirurgia » de Barcelona, est un magnifique travail original et critique, a été dans lequel se trouve le plus remarquable de tout ce qui écrit sur cette matière.

Maintenant trois faits, parmi le grand nombre que je pourrais vous citer encore, pour démontrer l'existence d'un microbe producteur, indéterminé jusqu'à ce jour, et de sa propagation d'homme à homme.

Le premier cas est celui qui se déduit de la remarquable conférence donnée par le docteur Martin, de l'Institut Pasteur, en mission à Brest le 23 septembre, devant une très nombreuse assistance médicale et en présence des médecins des armées alliées, sur l'épidémie de grippe et la prophylaxie qui résulte de son étude.

Le deuxième est la façon dont la grippe envahit les malades de l'Hospice d'aliénés de « Santa-Creu » de Barcelona, dans lequel il n'y avait eu aucun cas de grippe au printemps dernier et où ne s'était présentée aucune invasion à l'époque actuelle jusqu'à l'entrée, dans l'Etablissement Phrénologique, d'un convalescent de grippe, qui l'avait eue chez lui, où il avait été en séjour pendant deux mois, et où il avait contracté la maladie. Ce fait coïncida avec l'entrée dans l'établissement, d'un infirmier, en pleine période d'invasion, qui avait contracté la maladie en soignant différents membres de sa famille, qui étaient atteints de l'épidémie dominante.

Le troisième et dernier fait, est la conclusion qui se déduit du cas publié avec tous les détails dans le *Bulletin de l'Institut Pasteur* du 15 octobre, dans lequel on explique comment la contagion de la maladie grippale est envisagée par Selter — de l'*Institut d'Hygiène de Könisberg* — et son assistante. Ils aspirèrent, par la bouche et le nez, pendant une demi-minute, et étant placés à 20 centimètres de l'inhalateur, un liquide formé de mucosités pharyngiennes et d'eau qui avait servi de gargarismes à cinq malades de grippe, le tout formant un ensemble de 150 c³. Après passage sur bougie Berkefeld, et prélèvement d'une partie pour en faire des semences, ils pulvérisèrent le reste dans la chambre où ils se trouvaient.

Malgré la constatation des faits précédents et la déduction logique qui s'en déduit, je ne crois pas trop les renforcer avec la mention que nous donne l'intéressante communication que MM. Charles Nicolle et Charles Lebailly viennent de présenter à l'Académie des Sciences, par l'intermédiaire de M. le Professeur Roux, directeur de l'Institut Pasteur, publiée dans la *Presse médicale* du 17 octobre. Il semble donc établi que l'*agent de la grippe est un organe filtrant. Il résulte de ce fait, que l'inoculation du filtrat a déterminé la maladie chez deux sujets inoculés par voie sous-cutanée. Quant à la voie sanguine, elle paraît inefficace.*

En arrivant à ce point de la conférence, permettez-moi, avant de continuer la *Contribution personnelle au traitement de la grippe* et après avoir expliqué *comment* et *pourquoi* j'ai cru qu'il s'agissait d'une toxi-infection, d'indiquer quels sont les *fondements dont j'ai tenu compte en choisissant* la *Contribution personnelle au traitement de la grippe.*

Et si pour signaler les effets naturels des grandes causes, c'est assez de les nommer, de même en m'adressant à un auditoire très illustre et savant, comme vous êtes, je crois qu'il est suffisant d'écrire, à peu de choses près, des noms, pour que le trésor des connaissances qu'ils ont apportées et qui a constitué une des sources qui m'ont servi pour former concept et faire les applications nécessaires au malade, soit absolument connu.

J'adresse mon premier souvenir au grand Pasteur, l'âme et l'inspiration de cet Institut, d'inépuisable irradiation, qui porte son nom glorieux et qui a répandu par tout le monde les connaissances fondamentales et irréfutables de l'École de la microbiologie qui a tellement fait pour le grand bien de la science et de l'humanité. A l'illustre M. le Professeur Roux, le digne continuateur de la grande et immortelle œuvre, qui a tellement fait pour consolider et évaluer les enseignements de la microbiologie. Au Docteur Emile Metchnikoff, de qui j'écris dans mon discours présidentiel, auquel j'ai fait référence, le *sous-directeur de l'Institut Pasteur, l'investigateur infatigable, le créateur d'une des conceptions qui ont fait avancer le plus les connaissances fondamentales de la Biologie, tout en constituant une des bases plus solides* (le phagocytisme) *qui vante ses* Etudes sur la Nature humaine, *et qui en terminant la publication de ses beaux* Essais optimistes, *versant les concepts splendides sur l'aspect optimiste de la vie, nous a quittés, abattu par l'œuvre d'une maladie lente.*

L'érudit Duclaux, qui, avec son livre « *Le Microbe et la Maladie* », exteriorisation du cours professé à la Sorbonne en 1885-86, admirablement écrit et dans lequel j'ai appris les premières applications à la Clinique de l'École Microbiologique : concept synthétisé dans l'*Avertissement*, de son œuvre notable, dans lequel il a écrit : *Invité depuis longtemps à préparer une seconde édition de mon livre* « Ferments et maladie » *j'ai cru plus utile d'écrire un livre nouveau. La multitude de faits découverts depuis 1882 a éclairé les faits anciens d'une lumière imprévue et donné de la cohésion et de l'unité à une foule de notions éparses autrefois. Sur ces fondements s'élève rapidement une doctrine nouvelle, et on peut essayer aujourd'hui de substituer un exposé synthétique à un exposé analytique, seul possible quand j'écrivais mon premier livre.*

Les Études du Professeur Armand Gautier, que j'ai suivies dès qu'elle se publièrent en 1872, se rapportant à *Ptomaïnes et Leucomaïnes*, peut être trop oubliées aujourd'hui, jusqu'à son œuvre magistrale « *l'Alimentation et les Régimes chez l'Homme sain ou malade* » passant par *La chimie de la cellule vivante.*

Félix Le Dantec, l'infatigable Breton, avec qui j'avais eu l'honneur de causer dans ce temple dit Laboratoire d'Embryologie, de la rue d'Ulm, d'où étaient sorties ces merveilles qui s'intitulèrent « *Traité de Biologie, Pathologie Générale* et *La Lutte Universelle* ».

Le Professeur Grasset que l'*Associació General de Metges de Llengua Catalana* compte parmi ses membres honoraires, l'infatigable savant qui a couronné sa vie glorieuse dans ce monument, d'où j'ai tiré beaucoup d'enseignements et qui s'intitule : *Traité Elémentaire de Physiopathologie clinique.*

Le professeur Lépine, qui a écrit dans son œuvre *Le Diabète et son traitement ; partir toujours de l'observation clinique, seule solide ; puis en s'aidant des lumières de la biologie, s'élever à la recherche et à la détermination aussi exacte que possible de la déviation fonctionnelle.*

Le grand physiologiste Claude Bernard, véritable génie qui a su dire que l'*Homme peut plus qu'il ne sait.*

Le professeur Roger, l'illustre doyen déjà mentionné, avec ses œuvres: *Introduction à l'Etude de la Médecine, et Maladies Infectieuses.*

Le professeur Albert Robin, de qui j'ai appris comme précieux bréviaire toutes ses publications, surtout celles intitulées *Thérapeutique usuelle du Praticien,* et que je me suis toujours représenté dans les moments de doute, devant moi, élevant, par dessus tout, sa glorieuse phrase : *l'Energie et la ténacité vous ménageront de victorieuses revanches. Le Sénat et le peuple romain décernaient les honneurs du triomphe aux soldats qui n'avaient pas désespéré de vaincre !*

Maintenant pour que cette partie de la Conférence ne devienne pas interminable, je citerai quelques noms. Les professeurs German Sée, Brouardel, Gilbert, Achard, Debove, Hallopeau, Mayet, Thoinot, Vincent, Letulle, Gley, Teissier, Laveran, Widal, Chantemesse, Calmette, Blanchard, Chauffard, Dejerine, Marfan, Hayem et les docteurs Bouchardat, Bouchard, Bezançon, Lanelongue, Arloing, Carnot, Enriquez, Sicard, Sacquépée, Labbé, Lippmann, Gaultier, Besredka, Debierre, Claude, Netter.

La dernière œuvre qui m'est arrivée se rapporte à la question dont je parle, c'est celle de Danysz, *Principes de l'évolution des maladies infectieuses,* de cette année, dans laquelle est mise en valeur la grande importance du phagocytisme de Metchnikoff, pour expliquer la lutte de l'organisme contre le microbe dans le sang et la théorie de la déviation du complément comme fait fondamental de la chimiothérapie moderne.

Revenons à notre sujet. Je considère la grippe comme une

toxi-infection de différente intensité, et qui, comme toutes les maladies de cette catégorie, plus ou moins, détermine en même temps ou après sa mauvaise œuvre, quelquefois suffisante pour en finir avec le malade, l'activation plus ou moins notable de différents agents saprophytes, qui deviennent pathogènes, et qui, dans beaucoup de cas, lui enlèvent la note dominante dans l'ensemble morbide.

Nous envisagerons, au point de vue du traitement, différentes catégories de grippés :

1° Grippe de petite intensité.
2° Grippe d'intensité moyenne.
3° Grippe de grande intensité.
4° Grippe d'intensité relative avec de graves déterminismes.

1° *Cas de grippe de petite intensité*

A Barcelona ils ont été infiniment les plus nombreux : avec évolution active de 48 heures : avec une courbe thermique qui est facilement et rapidement arrivée à 40° et jusqu'à 40° et décimes ; dans lesquels la température est descendue dans les premières 24 heures au-dessous de la normale, avec un maximum de 104 pulsations qui se normalisent vite. Tous les malades ont eu une courte période prodromique et généralement ennuyeuse seulement, dans laquelle se sont initiées et se sont gradées une série de manifestations catarrhales des hautes voies respiratoires, qui sont plus ou moins descendues qui, ont déterminé dans peu de cas, dysphagie et légères épistaxis, dans beaucoup dysphonie, et, dans la plupart de la toux, plus ou moins convulsive, durable, d'abord sèche et qui à la fin s'est accompagnée d'expectoration muqueuse, rarement avec quelques filets de sang. L'appareil digestif n'a pas pris grande part au procès, dominant la note de la meïopragie avec rétention, et en ce qui concerne l'appareil urinaire, dans peu de cas, après une oligurie, transitoire, initiale, il y a eu des vestiges insignifiants d'albumine dans l'urine et de l'indican en diverses quantités. Dans le système nerveux, quelques algies et un état d'exitation cérébrale, qui a vite cédé la place à une sédation plus ou moins marquée. La note de l'ensemble organique, après l'attaque initiale, a été un affaissement, une très notable dépression, une forte asthénie, qui s'est prolongée pendant toute la convalescence, qui, généralement, a été longue.

Dans ces cas, j'ai considéré le grippé comme tel ; mais, en plus, j'ai vu en lui un sujet malade en qui la grippe, avec la dissémination brutale de son virus, a anéanti les effets *sauveurs* des éléments protecteurs et directement et indirectement, a donné lieu à la présence de faits indépendants de la grippe et consécutifs à la rupture du métabolisme de l'état physiologique, et qui ont constitué un ensemble symptomatique qui a exigé des indications précises.

Les médications ont consisté en infusions diaphorétiques abondantes avec une relative quantité d'alcool et de 15 à 20 gouttes, dans les 24 heures, de teinture *éthérée* de racines d'aconit. La chambre était maintenue à la température de 18 à 20° c., conservée par la constante ébullition d'eau avec des feuilles d'eucalyptus, auxquelles on a ajouté, quand le coryza ou la toux ont été gênantes, quelques gouttes de goménol ou d'huile d'essence de térébenthine. Pendant les premières 24 heures, diète hydrique, puis, à mesure que l'état du malade l'a permis, le lait pur, toujours bouilli et écrémé, les bouillons végétaux, les purées de céréales, les bouillons mixtes, les purées de légumes verts, les compotes, les viandes blanches, et ainsi graduellement et aussitôt qu'il a été possible, on a constitué une alimentation réparatrice de d'assimilation facile et laissant peu de résidus.

Dans tous les cas on a pratiqué le drainage intestinal, qui s'est effectué avec de l'huile de ricin, seule, ou avec du salacétol au 10 0/0.

On a obtenu le drainage rénal avec de simples boissons diurétiques : tout au plus, on a donné aux grippés, et ceci dans très peu de cas, 1/2 gramme d'urotropine (en plus cholagogue) et un gramme de lactose, chaque 12 heures. Contre les inflammations des amygdales, gargarismes de salicylate de soude à 2 0/0.

Je n'ai dû rien faire dans aucun cas, contre l'épistaxis. Si la laryngo-trachéo-bronchite l'a exigé, des fomentations chaudes sur la région laryngo-trachéale et des potions béchiques avec du benzoate de soude et de X à XV gouttes (dans les 24 heures) de teinture d'aconit, drosera rotundifolia, grindelia robusta ou lobelia inflata.

Pendant la convalescence, un sirop expectorant avec quelques gouttes d'une des teintures indiquées et benzoate de soude. Une cuillerée avant chaque repas de sirop de gentiane 300 grammes, formiate de soude 2 grammes et 5 milligrammes de sulfate neutre de strychnine. Dans peu de cas, j'ai dû donner des injections de glycérophosphate de soude, nucléinate de soude et cacodylate de strychnine.

2° *Cas de grippe d'intensité moyenne*

Dans ces cas, la courbe thermique, au lieu de tomber de 40° à la température normale ou au dessous en 24 heures, l'a fait presque complètement en 48 heures, mais l'ensemble symptomatique qui a caractérisé la maladie, a été le même, avec un peu plus d'intensité et une plus longue durée.

Le traitement a été établi suivant les lignes générales indiquées pour les cas de grippe légère. Dans aucun cas, je n'ai dû recourir à d'autres moyens.

3° *Cas de grippe de grande intensité*

Parmi les nombreux malades de grippe que j'ai assistés, les cas très graves, ceux chez qui immédiatement s'est développé un ensemble symptomatique de virulence extrême qui a mené le malade d'une façon rapide à un état d'exceptionnelle gravité, ont été nombreux. Mais si l'on compare le nombre des infectés graves, avec le total des malades et si on déduit les invasions qui ont touché des malades plus ou moins tarés depuis longtemps, principalement, les pneumo-bacilleux de Koch, les diabétiques avec acétonémie graduée et les polyscléreux par différentes toxi-infections, généralement de marche lente, ils n'atteignent pas un chiffre aussi élevé qu'on pouvait le supposer dès le début. Ce sont les cas qui firent supposer après léger examen que peut-être il s'agissait de toxi-infection de nature différente à celle de la grippe et caractérisés par des déterminismes plus précis. Il faut constater que le doute fut vite dissipé. Les références plus ou moins lointaines qui nous arrivaient, énormément augmentées, diminuèrent après l'analyse consciencieusement faite.

Les malades très graves et à marche rapide que j'ai observés, ont offert un ensemble symptomatique complexe, dans lequel, l'intensité est arrivée à effacer la notion de chronologie ; chez eux tout était intense ; les effets brutaux de la toxi-infection ; les déterminismes qui s'offraient complexes et déjà dans les premiers moments, la fermeture des drainages sauveurs ; le mouvement d'intense protestation de l'envahi contre l'envahisseur ; les réactions qui s'acheminent habituellement par la voie des défenses, tout était intense et donnait à l'ensemble organique un aspect qui affligerait : un lutteur prêt à battre en retraite.

Devant un grippé si terriblement envahi ; considérant que le malade n'avait ni le temps, ni les moyens pour se mettre dans les plus élémentaires conditions de défense ; le clinicien convaincu que c'était dans le sang que s'enracinait la mauvaise œuvre du microbe possible et du virus filtrant qu'il avait produit, il n'y avait d'autres ressources que de chercher dans le sang la possibilité d'un mur de contention pour constituer un arrêt, profitable pour la défense.

Dans un tel état et toujours attentif aux enseignements qui émanent de la théorie fondamentale du phagocytisme de Metchnikoff et avant de pouvoir me souvenir des *réactions biologiques déterminées par les affinités chimiques des toxines pour certaines substances intracellulaires*, je crus que c'était sur le sang que je devais diriger mes interventions.

Trois moyens furent employés : la saignée, les auto-inoculations et les injections intra-veineuses de quinine colloïdal pour faire de la chimiothérapie spécifique.

Dans tous les cas qui concernaient des individus jeunes, de

bonne constitution, avec tension artérielle élevée, de 18 à 20, Pachon, et avec déterminisme respiratoire complexe, chez lesquels dominait l'élément congestif, l'engorgement hémorragique ou l'œdème, je fis la saignée, plus que pour l'effet logique de la déplétion, pour l'effet naturel des réactions qui s'opèrent rapidement dans le sang. Je compte une dizaine d'interventions et je suis content du résultat. L'extraction la plus grande de sang fut de 150 c³; dans aucun cas je ne fus obligé de reconstituer le sang avec le sérum glucosé, et je ne dus répéter la saignée.

Dans les cas où il s'agissait de complications complexes, mais dans lesquels prédominaient les focus d'atélectasie par spasme bronchial persistant, pneumonie (peu), ou broncho-pneumonies diffuses, je donnais la préférence aux auto-inoculations. Avec une seringue de cristal de 20 cc. aseptisée à l'autoclave, par laquelle j'avais fait passer 3 ou 4 fois une solution de citrate de soude, à 5 0/0, j'extrayais 7 cc. de sang d'une des veines du pli du coude et j'en injectais 5 par voie intra-musculaire à la hanche, bien aseptisée, et les deux centimètres cubes restants, je les envoyais au laboratoire pour faire des recherches. Je compte 20 cas; sur ces vingt cas j'en ai perdu un, un jeune, en apparence bien constitué, infirmier de l'asile d'aliénés de « Santa-Creu », qui, après avoir présenté une rémission qui donnait un peu d'espoir, et en même temps que se fermèrent les émonctoires intestinaux et rénaux, malgré les précautions prises, présenta un état comateux gradué, suivi bientôt d'un délire furieux avec un état d'excitation, pendant lequel, le malade abandonna le lit et se refroidit d'une façon intense, avec oligurie graduée et tout de suite anurie absolue, avec un coefficient d'Ambard élevé et pourtant azotémique et en plus stercorémique et carbonémique, son cœur fut vaincu en 24 heures avec un rythme embryo-cardiaque, dont le premier temps était très peu net. Les antécédents du malade éclaircis, il résulta qu'il avait été opéré peu avant d'abcès par congestion, dans la région infra-rénale droite, déterminé par spondilitis tuberculeuse au niveau de la douzième vertèbre dorsale et des deux premières lombaires.

Dans trois cas graves de grippe, dans lesquels les déterminismes respiratoires atteignirent peu d'importance, étant donné le criterium de la spécificité chimiothérapique de la quinine, à laquelle s'unissait la valeur du caractère colloïdal, si bien étudié par le grand clinicien Professeur Albert Robin, et dont je parlerai tout à l'heure, je pratiquai l'injection intra-veineuse de 0,20 gr. de quinine colloïdale Dausse, avec de bons résultats, sans que l'injection eut déterminé le moindre accident.

Comme c'est compréhensible, dans tous les cas, pendant le cours de la maladie, j'appliquai les moyens dont j'ai parlé, seuls ou avec ceux dont je parlerai dans le groupe suivant.

4° *Grippe d'intensité relative, avec des déterminismes graves*

Dans ces cas, suivant la marche de la période d'invasion avec haute courbe thermo-sphygmographique et avec peu d'oscillations, ou bien, comme il arrivait dans beaucoup de cas, après des rémissions qui donnaient droit à un peu d'espoir, et généralement au troisième ou quatrième jour de la toxi-infection, les symptômes prenaient une très grande intensité, avec des déterminismes différents que nous pouvons grouper par ordre de fréquence, comme suit : de l'appareil respiratoire, urinaire, cardio-vasculaire, digestif et du système nerveux ; ce qui démontre l'exactitude de la célèbre phrase de Meunier : *La grippe condamne et la sur-infection exécute.*

a) **De l'appareil respiratoire.** — Nous ne nous arrêterons pas sur la forme congestive (souvent hémoptoïque) qui a été traitée comme je fais toujours, suivant les trois indications fondamentales ; de faire que l'intensité du courant sanguin diminue (digitale à doses hypotensives), que la quantité du sang qui arrive au point où l'hémorragie a lieu, se réduise (vaso-constricteurs, hydrastis canadensis et viburnum prunifolium, pour les avantages qu'ils ont sur les autres), et que le sang y arrive plus épais (lactate de chaux, avec tous les avantages locaux et généraux qu'il a sur le chlorure), et si, malgré ce traitement, la complication persiste, ou dans les cas où l'hémorragie a été abondante, une injection de 10 c. de sérum équin, ou encore une ou plusieurs injections de 10 c. de sérum gélatineux à 10 0/0. Les cas d'hémoptysie persistante m'ont fait penser toujours à la pneumo-bacillose incipiens.

De l'indication qu'impose l'œdème pulmonaire, j'en ai parlé en traitant de la saignée.

La forme qui s'est présentée plus fréquemment, c'est la broncho-pneumonie qui s'est bactériologiquement caractérisée par la présence dans l'expectoration, d'une grande quantité de pneumocoques petits et fortements réfringents, laissant à part une symbiose microbienne septicémique vulgaire, extraordinairement nombreuse.

J'ai pu traiter sérothérapiquement deux seuls cas. Dans chacun d'eux, j'ai injecté subcutanément 40 c³ de sérum anti-pneumococcique, 20 de chaque côté dans la région antéro-externe de la cuisse, en même temps. Pour éviter les accidents anaphylactiques, j'injectais, 5 heures avant l'injection de 40 c³, 1 c³ du même sérum et le malade prenait 5 grammes de lactate de chaux pendant les 24 heures. Le manque de sérum anti-pneumococcique a été la cause d'avoir laissé le traitement. Dans un cas où je dus le remplacer par du sérum équin, sans vertu spécifique, je n'obtins aucun effet définitif.

Le traitement dont les résultats peuvent bien être qualifiés de brillants, a été obtenu au moyen des ferments métalliques. J'ai employé, dans la majorité des cas, les injections intra-musculaires d'or colloïdal Dausse ; 1re et 2me injection de 2³, 3me et 4me ; dans les cas exceptionnels j'ai dû les faire de 4 c³. Quand dans les pharmacies il n'y en avait pas ou dans les cas hors de mes services de clinique (accidentellement, aussi dans une section de la maison d'aliénés de Santa-Creu), j'ai employé l'électrargol Clin ; 10 cg. avec le sérum isotonique correspondant, et dernièrement l'électrargol préparé par l'illustre et laborieux pharmacien de l'hôpital de la Santa-Creu, Docteur Santiago Comas.

Je suis très content des résultats obtenus, qui sont les mêmes depuis 11 ans, époque à laquelle se publia l'œuvre magistrale du Professeur Albert Robin. « *Les ferments métalliques et leur emploi en thérapeutique* », avec concepts de grande valeur renforcés dans l'article : *Traitement de la pneumonie* qui se trouve dans la *deuxième série* de sa *Thérapeutique usuelle du praticien*, publiée quatre ans après, deux ouvrages où se révèle un esprit clinique indiscutable, fondé sur une connaissance absolue de la maladie, sur le résultat de l'analyse de tous les moyens qui ont été recommandés, et sur la série de transformations et effets que les ferments métalliques déterminent, tout, jusqu'à obtenir des faits qui reproduisent les caractères de la crise pneumonique et favorisent l'aptitude naturelle de l'organisme à se guérir. Si la majorité des indications thérapeutiques pouvaient atteindre une valeur positive comme celle dont on parle, la clinique atteindrait des résultats brillants, bien supérieurs à ceux qu'on obtient dans un grand nombre de cas.

Dès que je connus les travaux du Professeur Robin sur le traitement de la pneumonie, j'ai employé les ferments métalliques et j'ai obtenu une série de graphiques qui laissent hors de doute les magnifiques résultats obtenus. C'est pour cela que je les ai employés à présent contre les grippés avec phénomènes respiratoires et je dois faire constater que, malgré les conditions spéciales de cette toxi-infection, j'ai obtenu les mêmes résultats.

En ce qui concerne le traitement médicamenteux applicable dans les différentes périodes de l'évolution du processus broncho-pneumonique, je me suis séparé très peu des lignes indiquées se rapportant à l'emploi d'expectorants, modificateurs de l'expectoration et calmants de la toux, dont j'ai parlé en traitant des indications dans la grippe de petite intensité. Je dois cependant, faire constater que dans le point de côté violent et ayant pour objet de modifier, en même temps, le complexus pulmonaire, j'ai employé les applications d'une pommade au gaïacol et salicylate de méthyle et, par-dessus l'antiphlogistine bien chaude ; dans un seul cas, j'ai dû recourir à l'application de ventouses scarifiées. Dans les cas où les réactions thermiques de ces malades ont été hautes et soutenues, j'ai employé des enveloppements froids autour du thorax. Du cœur de ces malades, qui présentent souvent des accidents *cardio-respiratoires*, je m'en occuperai dans le paragraphe correspondant.

b) **De l'appareil urinaire.** — Malgré la plus grande fréquence du groupe antérieur, les complications de l'appareil urinaire ont atteint une plus grande importance décisive. Trois cas ont été les démonstrations du mauvais état du filtre rénal comme organe de désintoxication et comme voie de drainage de grande valeur : l'albuminurie (maximum 8,50 0/00), la cylindrurie (plus fréquente que beaucoup croient) et l'indicanurie (dans tous les cas au commencement de la maladie). De l'oligurie on est allé rapidement, dans beaucoup de cas, à l'anurie. L'azotémie a présidé, dans les cas de fin fatale à la saturation toxique complexe qui s'est offerte avec tous ses effets les plus mauvais. Dans un cas d'intoxication azotémique graduée, avec 4 gr. 25 d'albumine et notable cylindrurie, l'azotémie continua bien que l'albumine et la cylindrurie aient disparu de l'urine qui atteignit 900 cc. en 24 heures. Dans le sang il y avait 1 gr. 50 d'urée. Contre de telles complications j'ai employé localement des applications chaudes et dans plusieurs cas, j'ai employé les ventouses scarifiées. Indistinctement les boissons chaudes et les lavements tièdes avec bicarbonate de soude à 12 0/00 à peu de pression. Quand il n'a pas été possible d'employer les moyens antérieurs, il y a eu une déshydratation qui a fait travailler le cœur dans le vide et le glomerule n'a pas obtenu la pression nécessaire, j'ai donné les injections de sérum glucosé à 47 50 0/00, en quantités de 250 à 300 c. désinfection et drainage de l'intestin et comme moyen direct, l'urotropine, avec la lactose, 1 gramme dans les 24 heures, seule ou associée à la théobromine pure, l'agurine, la teorine, ou X gouttes de teinture de scille. Dans aucun cas, je n'ai obtenu les résultats désirés, ni du traitement opothérapique par la néphrine, ni de la sérothérapie par le sérum du sang des veines rénales de la chèvre.

c) **De l'appareil cardio-vasculaire.** — Naturellement c'est sur le pauvre cœur qu'est retombé le soin de combattre les obstacles naturels créés par la saturation toxique. Et le cœur, selon la lutte qu'il a dû soutenir contre les poisons musculaires et nerveux, est devenu malade dans l'affaiblissement des moyens qui règlent son fonctionnement, par voie indirecte, centrale ou locale, ou par voie directe, avec altération de la fibre qui constitue sa puissance. Les indications qui se sont imposées, pourtant ont été différentes. Mais l'indication fondamentale a été de chercher à réduire la saturation toxique, et quand il en est résulté l'affaiblissement du cœur, j'ai procuré l'augmentation de son énergie avec les excitants cardiaques directs, comme la convallaria maïalis et le cactus grandiflora, ou bien le sulfate de spartéine (0 gr. 10 par jour), et je suis certain de n'avoir pas obligé le cœur à un travail au-dessus de ses forces. Les injections hypodermiques de 3, et jusqu'à 5 centigrammes de sulfate de spartéine ou les injections de strophantine ou de benzoate de caféine m'ont toujours semblé, dans tels cas et dans le mentionné concept, qui peuvent précipiter le cœur dans sa chute, par l'excès d'effort imposé : autre chose se passerait si en même temps qu'on l'oblige à un effort, on lui donnait les moyens pour le réaliser. Extraordinairement et toujours comme moyen de salut, j'ai employé l'huile camphrée à 20 0/0, *a larga manu* et même en injections intra-veineuses ; le sulfate de strychnine, employé vaillament, et, au dernier moment, l'injection de teinture de musc (de 2 à 4 c^3).

d) **De l'appareil digestif.** — Dans le chapitre des cas de grippe de petite intensité, j'ai fait remarquer le besoin d'un drainage de l'appareil digestif et les moyens que j'ai employés pour l'obtenir et pour soustraire du tableau complexe de la toxi-infection le coefficient, pas du tout méprisable, de la stercorémie. Remarquez que je ne peux manifester ceci que dans les grippés que j'ai traités. Seulement dans deux circonstances le déterminisme important digestif s'est présenté : ou bien la grippe a ouvert la marche morbide qui a continué la fièvre typhoïde, de cette évotion j'en compte un grand nombre de cas, avec hémocultures démonstratives et plus tard, séro-agglutinations d'un tant pour cent élevé et avec grande virulence et marche rapide dans plusieurs cas (d'un à cinq jours après avoir commencé la maladie et obtenu une hémoculture démonstrative); il se présenta d'abondantes entérorragies qui furent le prélude de la mort); ou bien, en plein domaine de la grippe, il se présenta de grandes et intenses crises d'entérite muco-membraneuse que les malades avaient à l'état chronique, très compatible avec son existence.

Dans les deux cas, les déterminismes ont exigé le traitement spécial que je crois devoir employer, mais que je n'expose pas ici, pour ne pas rendre mon travail interminable. Ce sont ces malades qui m'ont obligé à faire une étude minutieuse de l'exaltation de la virulence du microbisme latent.

e) **Du système nerveux.** — Laissant à part les naturelles algies et les formes de psycho-névroses, les délires toxiques des grippés n'ont exigé aucun traitement spécial différent de ce qui se fait habituellement et qui, en tels cas, ont été employés avec toute opportunité.

Un appendice doit être consacré aux accidents septicémiques et au traitement des grippés par le sérum du sang des convalescents de grippe. Sans doute le microbe de la grippe est extrêmement virulent et exerce sa double fonction d'élément toxigène et pyogène ; je le sais par des cas que je connais de distingués cliniciens, qui sont mes amis. Mais je dois déclarer, pour ce qui se rapporte aux malades que j'ai vus, que dans aucun cas il ne s'est présenté de déterminisme de nature pyogène, et pourtant, je ne peux pas parler des indications sérothérapiques qui s'imposent, parce que je peux et je dois parler seulement des malades que j'ai assistés. Tout de même je dois faire constater, que ces complications se sont présentées à la fin de l'épidémie qui nous a envahis.

Sur le traitement raisonné des grippés par le sérum du sang des convalescents de la dite toxi-infection, j'ai beaucoup lu et je le considère un traitement rationnel, malgré les effets limités en proportion des effets dans le traitement d'autres toxi-infections, et tenant compte des effets naturels que les bactéries pathogènes et ses produits, ont dû déterminer dans le sang des malades, dans les périodes pendant lesquelles se sont constituées les défenses organiques, jusqu'à arriver à obtenir l'immunisation.

D'autre part la quantité de sérum dont on a besoin pour chaque malade (au moins 100 c³) rend difficile son application, ceci sans oublier que, dans beaucoup de cas, je n'oserais pas employer le sérum sans avoir fait d'abord une cuti-réaction avec la tuberculine, et, dans certains cas, l. Wassermann. Ce que j'ai fait dans un cas de prolongation de la maladie, malgré l'intensité et l'efficacité prouvée du traitement employé, convaincu qu'il s'agissait seulement d'une grippée, qui n'avait pas assez de force pour se défendre et arriver à l'immunité et sachant les succès de la vaccinothérapie dans la fièvre typhoïde, dans telles conditions, je pratiquai l'auto-inoculation, telle que je l'ai indiquée, et, quelques heures plus tard, la malade était au-dessous de la température normale, de façon définitive, et peu de jours après, cette malade qui avait lutté si énergiquement, entrait dans une franche convalescence, prélude d'une guérison définitive.

Ayant connaissance des difficultés qu'on a pour faire une statistique véritable, mais, accomplissant ce que je crois un de mes devoirs sacrés, je suis de ceux qui peuvent descendre *au fond du trou noir où habite la vérité et la contempler toute nue,* selon l'expression et les concepts très beaux de mon cher ami, le distingué docteur Helme, et désireux de pouvoir compulser la statistique à tout moment, je ne continuerai ici que par les nombres qui résultent de mà statistique d'hôpital, prise selon les notes recueillies par les médecins internes de mon service, les docteurs Elias, Macià et Comendador à qui j'adresse mes remerciements pour la bonne collaboration qu'ils m'ont toujours prêtée.

Service qui m'a été confié par la très Illustre Administration, dans la Maison d'Aliénés de « Santa Creu » envahie par l'épidémie grippale.

Forme endo-digestive.	5
Forme de différente intensité. . . .	10
Forme respiratoire grave.	14
Total des grippés.	29
Guéris	28
Mort	1
Total	29

Grippées assistées dans mon service de l'Hôpital de « Santa-Creu ».

De différente intensité.	31
Forme respiratoire grave.	15
Total	46
Guéries.	43
Mortes	3
Total	46
Total des malades de grippe assistés .	75
Total des morts	4

Des trois malades décédées à l'hôpital, une entra après avoir passé 5 jours chez elle dans un état de saturation toxique, complètement anurique ; elle y resta 35 heures.

La deuxième fut à l'hôpital quatre heures pendant la nuit.

La troisième fut un cas de grande intoxication, principalement des centres nerveux ; elle était la dernière malade d'une famille dont tous les membres moururent de la grippe : Mari, père et trois fils.

A présent deux mots pour finir.

J'ai expliqué le principal *de ce que j'ai fait contre la grippe.* Rien de nouveau!... Mais ce que fait tout le monde qui a étudié et n'est pas sorti des salutaires enseignements du livre substanciel de la Clinique; de ce livre qui commence avec l'observation patiente et consciente du premier malade, et dans lequel écrit de si belles pages, l'homme qui rendit inépuisable et immortelle la Médecine Française, tout en scellant le cachet ineffaçable d'originalité et de valeur exceptionnelle, le vénérable professeur Trousseau, l'indiscutable génie hippocratique du siècle passé, de qui j'ai tant appris et dont je m'inspire et s'inspireront toujours ceux qui traitent la maladie en aidant en même temps l'organisme, celle source qui ne s'étudie jamais assez; aveuglés peut-être, plusieurs fois, pour arriver à la possession absolue de la première note de recherche de plus récent agent producteur de la maladie ou de l'ultime élément constitutif de la dernière cellule trouvée.

Je vous ai dit *ce que j'ai fait,* mais j'espère qu'en *considérant ce que je n'ai pas fait,* que je connais comme tout le monde, mais que je connais pour l'éviter, puisque jamais ne m'ont attiré les succès du moment, vous vous rendrez compte que c'est en moi une persuasion si grande qu'elle constitue le thème de ma première leçon à chaque nouveau cours de Clinique, puisque je la considère comme la vérité fondamentale de la Médecine, le principe intangible de *Primum non noscere.*

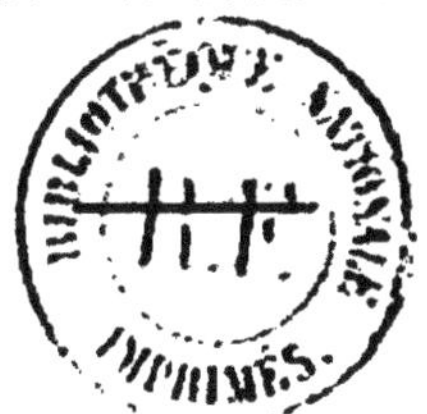

DIJON. — IMPRIMERIE DARANTIERE.

OUVRAGES DU MÊME AUTEUR

Valor comparativo de los diferentes métodos antisépticos empleados en Cirugia para la curación de las heridas. — Tesis del Doctorat, 1883.

Tratamiento racional de la blenorragia. — Congrès de Ciències Mèdiques de Barcelona, 1888.

Algunas consideraciones sobre el tratamiento de la difteria. — 1890.

De la inmunidad criminal que confiere la falta de cumplimiento del articulo 81 de la vigente Ley de Sanidad. — Memória llegida en la Sessió inaugural dels treballs de la Secció de Ciències Exactes i Naturals de l'Ateneu Barcelonès. Abril 1892.

Toxidermias de origen gastro-intestinal. — 1894.

Broncho-pneumonies consecutives aux infections gastro-intestinales : avantages de cette pathogenie rapporte à la thérapeutique. — Communicació al XIIIme Congrés Internacional de Medecina celebrat a Paris del 2 al 9 d'Agost de 1900.

Influència de l'estat moral en el desenrotllo de la malaltia — Discurs inaugural llegit en la Societat Mèdic-Farmacèutica dels Sts. Cosme i Damià. 13 Novembre 1903.

Consideracions respecte a pronòstic. — Treball llegit en la Sessió Pública Inaugural celebrada per l'Academia i Laboratori de Ciències Mèdiques de Catalunya. 30 Novembre 1910.

Conferències de clínica mèdica, donades en l'Hospital de la Santa Creu els dimars i divendres (en nombre de 43) dès de l'any 1888. Curs de 1912 a 1913. Quinta conferència. Dia 12 de Novembre de 1912. Diagnòstic, pronòstic i tractament de l'Hemoptisis en la malalta objecte de la conferència. A la bona memòria de l'inoblidable amic el Dr. Joan Viñas i Tasso.

Tractament de la Febre tifoidea. — Comunications al « Primer Congrés de Metges de Llengua Catalana », Juny, 1913.

Un cas notable diagnosticat de cranc gàstric. Malaltia de Glénard. — Conferència donada en l'Hospital de la Santa Creu el dia 1.er de Janer de 1916.

Impressions de Metge. — 1917.

Biografia d'En Antoni Gimbernat. — 1917.

Regisme alimentici en les malalties del sistema circulatori i en les de la sang. — Communicació al « Segón Congrés de Metges de Llengua Catalana », 1917.

Vacunoteràpia en la Febre tifoidea una base per a sa aplicació. — Conferencia donada en l'Hospital de la Santa Creu, en la Diada de la Llengua Catalana, 1-1-918. Curs de 1917-1918, organitzat per l'Academia i Laboratori de Ciencies Mèdiques de Catalunya. Publicada en els « Anals » de la esmendada Academia en Març de 1918.

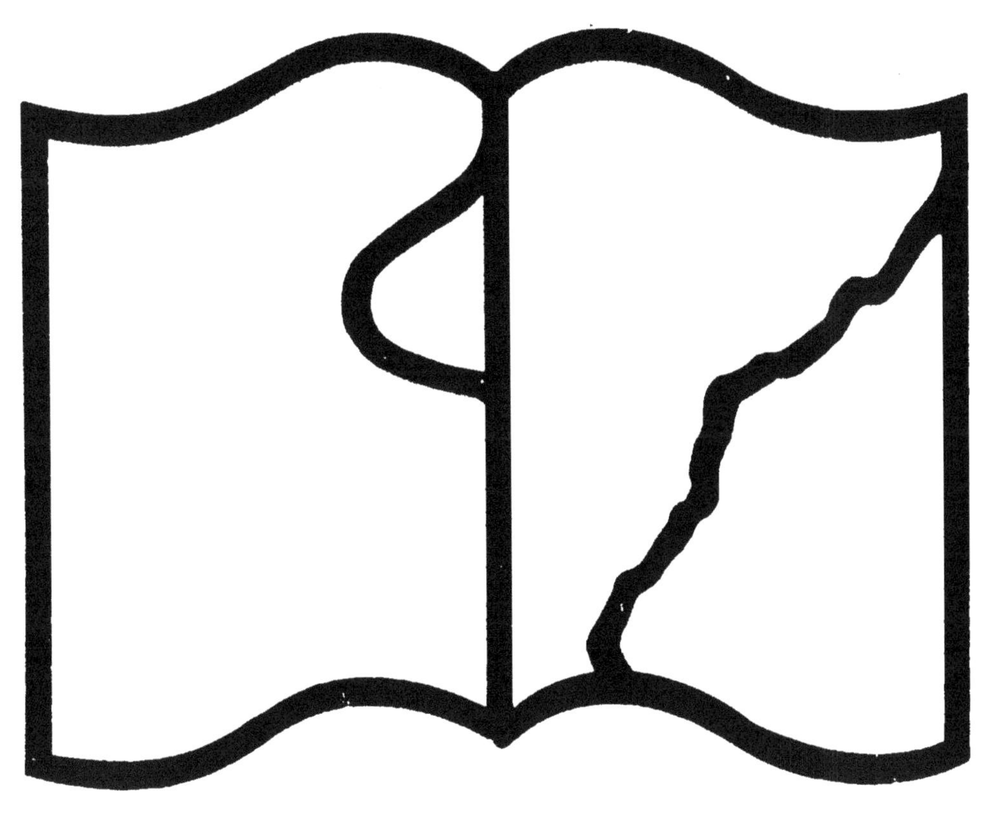

Texte détérioré — reliure défectueuse

NF Z 43-120-11

www.ingramcontent.com/pod-product-compliance
Ingram Content Group UK Ltd.
Pitfield, Milton Keynes, MK11 3LW, UK
UKHW022204190726
13855UKWH00004B/1620